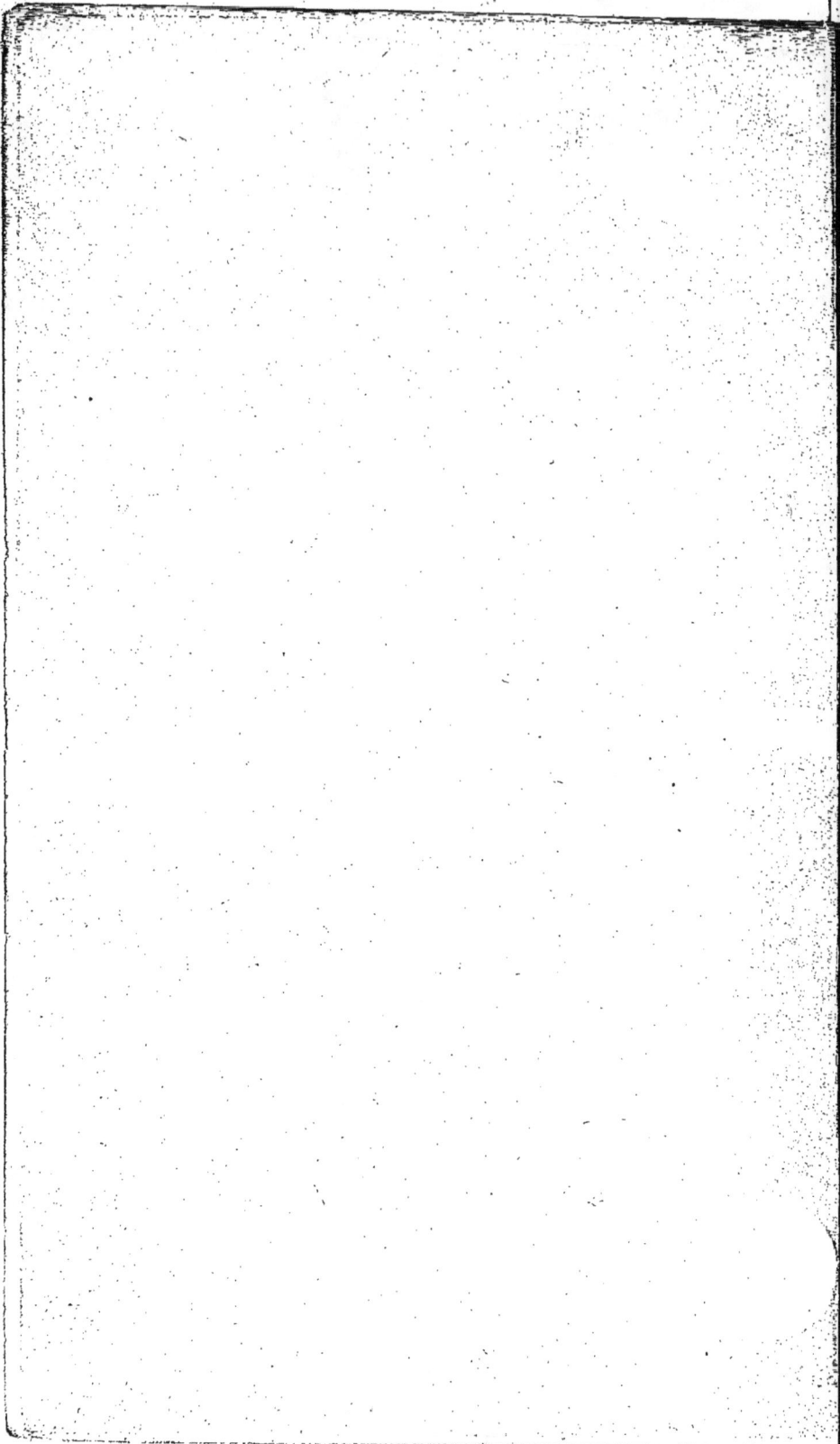

CONTRIBUTION A L'ÉTUDE DE LA FATIGUE

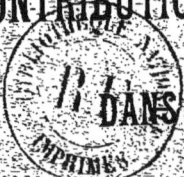

DANS LA COURSE EN MONTAGNE

Communication présentée à l'Académie de Médecine (Juin 1907)

par M. le Professeur BOUCHARD

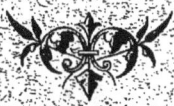

PAU.

IMPRIMERIE-STÉRÉOTYPIE GARET, RUE DES CORDELIERS, 11

J. EMPERAUGER, IMPRIMEUR

1908

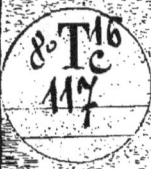

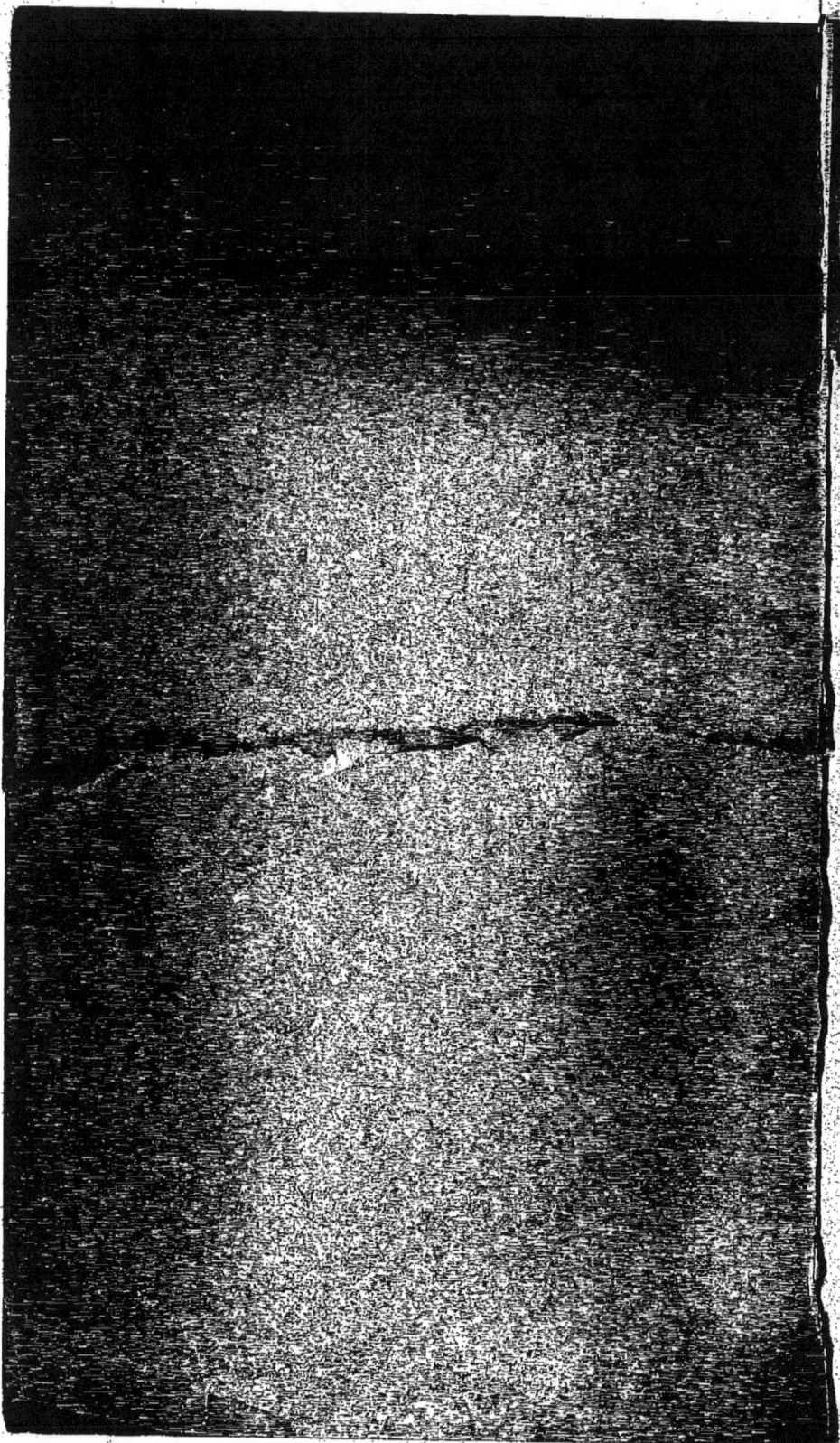

CONTRIBUTION A L'ÉTUDE DE LA FATIGUE

DANS LA COURSE EN MONTAGNE

par

MM. les D" Philippe TISSIÉ (de Pau) et Alfred BLUMENTHAL (de Bruxelles).

Communication présentée à l'Académie de Médecine (Juin 1907) par M. le Professeur BOUCHARD

Une circonstance favorable nous a permis d'étudier, à Cauterets, les effets de la course forcée en montagne sur des guides bien entraînés et offrant, au point de vue physique, un milieu d'expérience très particulier.

Au moment où l'éducation physique prend partout une place si justifiée, au moment surtout où des abus sportifs tendent à faire dévier le mouvement, il nous a paru utile d'étudier les effets de la fatigue sur le corps des hommes fortement entraînés que sont les guides de Cauterets. Pour ceux qui savent combien sont difficiles de telles recherches physiologiques pratiquées sur des sujets indépendants et n'ayant aucune attache avec les laboratoires, qu'ils ne soupçonnent même pas, les observations que nous avons prises se rapprochent autant que nous l'avons pu de la vérité.

Nous avons choisi cinq guides au nombre des concurrents engagés. Ces sujets d'élite parfaitement entraînés par leur profession même, étaient d'âge différents, variant entre 27 et 50 ans.

La distance à parcourir, aller et retour, était de 58 kilomètres environ. Le point de départ et d'arrivée était à Cauterets, à 925 mètres d'altitude ; le point à atteindre était le sommet du Grand Vignemale, à 3,298 mètres d'altitude, avec escalade du glacier, soit une élévation du corps sur une ligne verticale de 2,373 mètres de hauteur (3,298 m. — 925 m. = 2,373 m.) auxquels il faut ajouter l'ascension d'un autre sommet de 212 mètres placé au col de Labasse, soit un total de 2,585 mètres d'ascension verticale sur 29 kilomètres d'aller (58 kil. : 2 = 29 kil.), soit encore une ascension moyenne, sur un plan incliné ayant $0^m,089$ de coté par mètre (2,585 : 29 = 0,089).

L'itinéraire complet était le suivant :

A l'aller : Cauterets, lac de Gaube, les Oulettes, la Hourquette d'Ossoue, le glacier et le sommet du Vignemale.

Au retour : le glacier, l'arête du Petit Vignemale, le col de Labasse, le lac d'Estom, la vallée de Lutour, Cauterets.

Nos sujets ont été étudiés au point de vue des modifications apportées à leur fonction générale et à celle de leur sang. M. Blumenthal a spécialement traité la partie hématologique. L'urologie n'a pu être menée à bonne fin parce que les coureurs sont arrivés en état d'anurie. La déshydratation du sang par la sueur abondante et l'évacuation des urines expliquent ce fait. On aurait pu sonder les coureurs, mais l'opération eut été impossible à leur arrivée, trop heureux avons-nous été de trouver quelque bonne volonté en eux. Le travail d'ensemble a été rédigé par le docteur Tissié d'après les données fournies dans cette épreuve et d'après les données fournies par d'autres observations antérieures prises sur des coureurs en montagne, sur un coureur vélocipédique et sur des soldats du 18ᵐᵉ régiment d'infanterie à Pau, ainsi que nous l'indiquerons plus loin.

Trois contrôles médicaux avaient été établis aux trois points culminants de la course : 1° au Col d'Ossoue, à 2,738 mètres d'altitude ; 2° au sommet de la Pique-Longue du Vignemale, à 3,298 mètres d'altitude ; 3° au Col de Labasse, à 2,950 mètres d'altitude.

Un fait domine : la prompte réparation, au moins apparente des désordres provoqués par la fatigue chez ces sujets qui ne s'étaient soumis à aucun régime préparatoire avant la course et ayant le lendemain et les jours suivants continué leur profession de guide et marché longuement en montagne. La course du championnat s'est intercalée dans le cours régulier des travaux professionnels.

Nous allons maintenant exposer les faits :

1° Au point de vue sportif.
2° Au point de vue physiologique.

1° Point de vue sportif. — Les guides qui ont servi aux expériences sont MM. Bordenave (Jean-Marie), 27 ans, lauréat de la première course du Vignemale, fournie en 1904 ; Bordenave (Louis), 29 ans ; Bordenave (Dominique), 33 ans ; Labasse (Baptiste), 42 ans ; Palax (Auguste), 50 ans.

Le départ a été donné à Cauterets, de l'Esplanade des Œufs, à 4 h. 10 du

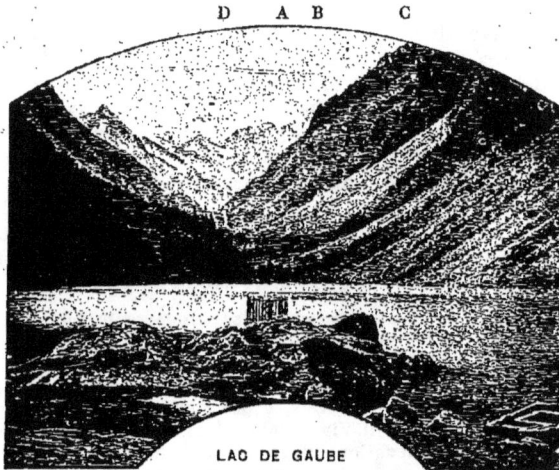

LAC DE GAUBE

Au fond, au dernier plan, on aperçoit au centre de la gravure le Petit Vignemale (A), et à sa droite, la Pique-Longue du Grand Vignemale (B) coupé par la ligne oblique de la montagne (C) ; à sa gauche, le col de la Hourquette d'Ossoue (D). Les coureurs ont contourné le lac à droite.

matin, par une température extérieure de 16° centigrades. L'arrivée a eu lieu au même endroit par une température extérieure de 36° au soleil. La course, qui comportait 58 kilomètres environ, en lacets, a été fournie par le premier arrivant, Bordenave (Jean-Marie), en 5 h. 37'. En 1904, ce même guide avait fourni le même trajet en 6 h. 1'. Il a donc battu son propre record de 24 minutes. Si l'on déduit du temps mis, les *trois* arrêts de *cinq* minutes obligatoires aux contrôles pour l'examen médical, soit 15 minutes, on constate que Bordenave (Jean-Marie) a battu son record de 1904 de 39 minutes (24' + 15' = 39'), le temps mis ayant été de 5 h. 22'. Ce champion a mis 40 minutes pour descendre du sommet en bas du glacier, remonter à pic l'arête du Petit Vignemale, haute d'une cinquantaine de mètres, que nous ne comptons pas, la redescendre et remonter au col de Labasse, sur un parcours très accidenté, sur deux descentes et sur deux montées.

Le dernier arrivant, Palax (Auguste), a mis 7 h. 59'. La vitesse à l'heure de Cauterets au Col d'Ossoue, sur 1,813 mètres d'élévation en ligne verticale, a été de 745m,06 pour le premier et de 655m,30 pour le dernier ; or la vitesse normale est de 300 mètres à l'heure pour l'élévation verticale du corps.

Le Col d'Ossoue est distant de Cauterets de 24 kil. 500 sur plan incliné des lacets. Le premier a fait le trajet à raison de 10 kil. 068 à l'heure, et le dernier à raison de 5 kil. 903 sur une cote moyenne de 0m,074 millimètres par mètre. A la montée du glacier du Vignemale (du col d'Ossoue à la Pique Longue), la hauteur est de 560 mètres, en ligne verticale. Cette distance a été franchie en 59 minutes par le premier, en 1 h. 18', par le dernier, soit une vitesse ascensionnelle de 569m,49 et de 430m,78 à l'heure. La distance kilométrique étant de 4 kilomètres, la vitesse sur le glacier a été de 4 kil. 067 à l'heure pour le premier guide et de 3 kil. 076 pour le dernier, sur un plan incliné à la cote de 0m,140 par mètre.

B

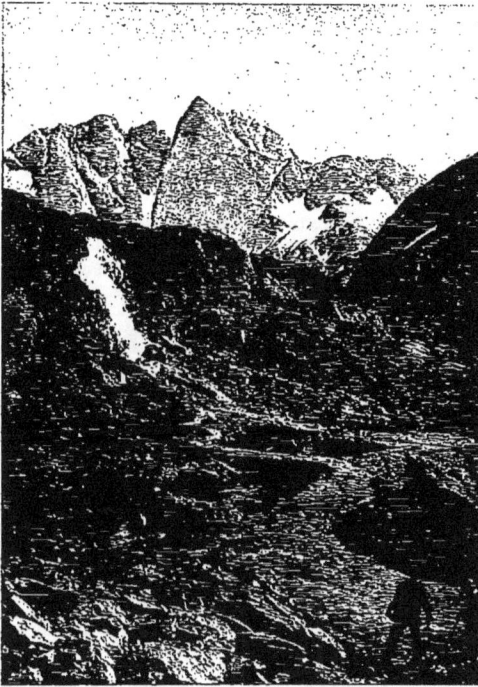

LE GRAND VIGNEMALE

A) Le col de la Hourquette d'Ossoue atteint de bas en haut, d'après la gravure, par les coureurs qui escaladèrent ensuite la Pique-Longue.

B) La Pique-Longue du Grand Vignemale.

Du sommet du Vignemale au sommet du Col de Labasse, par la descente du glacier, par la montée de l'arête du petit Vignemale, par sa descente au Col d'Ossoue et par la montée du col d'Ossoue au col de Labasse, qui s'élève à 212 mètres au-dessus du col d'Ossoue, la vitesse du premier a été de 7 kil. 500 et du dernier de 5 kil. 172 à l'heure pour les 5 kilomètres qui séparent les deux sommets ; la Pique Longue du col de Labasse, soit un kilomètre pour l'ascension du col de Labasse, à raison de la cote de 0m,212 par mètre.

La descente du col de Labasse à Cauterets, sur 24 kil. 500, a été effectuée par le premier à raison de 15 kil. 972 à l'heure, et par le dernier à raison de 7 kil. 535 à l'heure.

La moyenne de la vitesse de la course entière à la montée et à la descente a été pour le premier de 10 kil. 326 et pour le dernier de 7 kil. 260 à l'heure. Dans cette course de 58 kilomètres, la distance totale, aller et retour, franchie en élévation et en chute verticale du corps a été de 5,170 mètres.

Voici le tableau synoptique des distances :

De Cauterets au lac de Gaube par la vallée du Jeret....	11 ^{km} »	
Tour du lac de Gaube...................................	1 ^{km} 500	24,500 (cote 0^m,074)
Du lac de Gaube au col d'Ossoue..........	12 ^{km} »	
Du col d'Ossoue au sommet de la Pique Longue......................	4 » (cote 0^m,140)	
Du sommet de la Pique Longue au col d'Ossoue.....................	4 »	
Du col d'Ossoue au col de Labasse.................................	1 » (cote 0^m,212)	
Du col de Labasse à Cauterets, par la vallée du Lutour..............	24,500	
TOTAL........	58 ^{km}	

En résumé, au point de vue sportif, cette épreuve a été menée par *des professionnels, adaptés à la montagne dès leur enfance*. La même épreuve, imposée en 1904, n'avait pas provoqué de désordres, au moins apparents, puisque ces mêmes coureurs ont pris part à une épreuve identique deux ans plus tard et que deux d'entre eux ont battu de plusieurs minutes leur propre record de 1904.

En 1904, les trois premières places des guides furent acquises à Bordenave (Jean-Marie), arrivé premier en 6 h. 1 ; à Bordenave (Dominique), arrivé second en 6 h. 6 ; à Labasse (Baptiste), arrivé troisième en 6 h. 20.

Voyons maintenant quelles ont été les conséquences physiologiques d'un tel effort sur l'organisme des sujets.

2° Point de vue physiologique. — Nous avons à considérer plusieurs facteurs. — Nous allons les passer tour à tour en revue. Avant de prendre chaque sujet l'un après l'autre, nous constatons que l'ensemble de l'épreuve n'a pas produit les désordres graves qu'on serait en droit d'escompter. Nous verrons plus loin que les réparations ont été rapides. Mais il faut reconnaître que nous avons eu affaire à des professionnels, à des hommes supérieurement entraînés. Une telle épreuve peut être fatale à d'autres sujets, par forçage de cœur, auto-intoxication, etc., provoquant des phénomènes graves d'inhibition.

Un jeune homme d'une vingtaine d'années habitant Cauterets, connaissant la montagne où il est né, voulut prendre part à cette course, malgré toutes les réserves que nous avions formulées à son égard. Il n'avait pas voulu subir l'examen médical que nous avions fait passer aux concurrents. Il partit à ses risques et périls. Au retour, à la descente du glacier, il fut pris d'une syncope avec arrêt du cœur ; il ne revint à la vie qu'après un quart d'heure de tractions rythmées de la langue, pratiquées par M. le docteur Sous, de Pau, un des médecins contrôleurs de la course, placé sur le glacier.

Sans vouloir dramatiser la situation, il est de notre devoir de dire que de tels concours ne peuvent être ouverts qu'à des hommes faits, particulièrement entraînés au point de vue sportif et pour servir la science dans les recherches de physiologie ; c'est à ce titre d'ailleurs que nous avons participé à cette épreuve. Il serait intéressant de la reprendre scientifiquement dans des conditions expérimentales meilleures.

Le travail fourni par le cœur, bien que violent, n'a pas atteint sérieusement cet organe quelque peu fatigué, puisque les battements étaient réguliers en cours de route et à l'arrivée et sans faux pas, et que le pouls, *au départ, au repos*, variant entre 62 et 82 pulsations, accusait à l'arrivée, entre 112 et 146 pulsations.

Au col d'Ossoue, après la grande et longue montée des 1,813 mètres d'ascension verticale, les pulsations variaient entre 128 et 156. Les pulsations n'ont pu être prises au sommet du Vignemale, les coureurs repartant aussitôt après avoir signé au contrôle. Il convient de dire que chaque coureur a été arrêté d'office pendant cinq minutes aux autres contrôles pour lui permettre de se reposer. Palax ayant paru fatigué, le docteur Sempé, de Tarbes, l'arrêta pendant *dix minutes* au contrôle du col de Labasse.

L'état général a été constaté bon à tous les contrôles, de même qu'à l'arrivée, où sauf les réactions habituelles : essoufflement, pâleur des téguments, sueur bien vite supprimées, tout s'est bien passé. Ainsi que nous l'avons dit plus haut, les guides, ont repris leurs travaux professionnels dès le lendemain, ce qu'ils n'auraient pu faire s'ils avaient subi un réel surmenage et si le cœur avait réellement souffert. Le lauréat Bordenave (Jean-Marie), voulant jouir de son triomphe, se promena pendant deux jours dans Cauterets ne paraissant nullement fatigué.

Voici le tableau synoptique physiologique de cette course dans laquelle la tension sanguine a baissé de 20 à 50ᵐᵐ, les hématies ont diminué et les leuco-cytes augmentés :

NOMS des COUREURS	KILOGRAMMÈTRES	CALORIES	TENSION SANGUINE	HÉMATIES	LEUCOCYTES	RAPPORT pour 1.000 HÉMATIES
	fois plus	fois plus				
Bordenave (Jean-Marie)..	11	14	— 20ᵐᵐ	»	»	»
Labasse (Baptiste)	14	14	— 45	— 906.000	+ 4.650	+ 1,3 %
Bordenave (Dominique)..	13	13	— 25	— 1.400.000	+ 4.600	+ 1,7 %
Bordenave (Louis).......	9	9	— 35	— 620.000	+ 6.200	+ 1,8 %
Palax (Auguste).........	10	10	— 50	— 1.767.000	+ 7.750	+ 2,6 %

Si nous résumons les observations des cinq coureurs nous trouvons que :

1º *La valeur numérique* est abaissée pendant la course chez tous les coureurs et cela par la perte du poids du corps. On sait que la valeur numérique V s'obtient en défalquant de la taille T le total du périmètre thoracique Per et du poids P.

$$V = T — (Per + P)$$

La valeur numérique est d'autant plus grande qu'elle se rapproche de zéro. (Formule de Pignet.)

2º *La taille des coureurs* varie entre 1ᵐ490 et 1ᵐ670 ; elle est plutôt petite et moyenne. Le poids du corps varie entre 49 et 59 kilog. La perte de ce même poids varie entre 1 kil. 300 et 4 kil. 500 pendant la course.

3º *Le périmètre thoracique* est très développé chez tous ces coureurs, qui sont tous maigres. Le périmètre varie en inspiration entre 0ᵐ87 et 0ᵐ92 centimètres. Palax, avec une taille de 1ᵐ580, possède un périmètre thoracique de 0ᵐ92, auquel correspond une capacité respiratoire de 4 litres 900, ce qui explique sa grande vitalité, malgré son âge de 50 ans, âge relativement avancé pour un guide, et surtout pour accomplir un tour de force tel que cette course. Il en est de même de Labasse, 42 ans, dont, à la taille de 1ᵐ635 correspond un périmètre thoracique de 0ᵐ92 avec une capacité respiratoire de 4 litres 600.

4º *Dynamométrie.* — Les recherches faites sur la dynamométrie avec le dynamomètre de Mathieu ne sont pas concluantes. Nous constatons cependant que d'une façon générale la force a peu varié dans les mains ; elle a même augmenté pour la main droite ; cette augmentation varie entre + 1 kilogramme et + 5 kilogrammes. Pour la main gauche, elle diminue ou augmente, après la course, selon les sujets ; il en est de même pour la traction lombaire. Les causes d'erreur sont nombreuses : excitation nerveuse momentanée, pression mal faite, main en sueur, mauvaise prise du dynamomètre, etc.

Ces mêmes recherches faites sur ces mêmes coureurs lors de la première course, en 1904, donnèrent des résultats semblables. L'augmentation de la pression pour la main droite fut constante; elle varia entre + 2 et + 13 kil.; celle de la main gauche varia entre + 3 et + 8 kilogr., avec un seul cas de diminution des forces ; la force diminua pour la traction lombaire, variant entre — 5 et — 15 kilogr. ; dans un seul cas elle augmenta de + 10 kilogrammes. Il semble donc que la fatigue se localise aux muscles du massif dorso-lombaire, celui qui d'ailleurs se fatigue le plus dans la montée, alors que c'est le quadriceps fémoral qui se fatigue le plus dans la descente. « On monte avec ses rables, on descend avec ses rotules » ainsi que l'a formulé l'un de nous (Tissié) pour la marche en montagne.

Le même a constaté également (dans les recherches faites sur les soldats du 18me régiment d'infanterie à Pau, s'entraînant pour la « Marche de l'Armée », organisée à Paris en 1904) sur sept sujets, au retour d'une marche de 50 kilomètres, sur route, que la force dynamométrique du massif dorso-lombaire avait diminué de 6 kilos à 38 kilos. Chez un seul, elle avait augmenté de + 13 kilos. La force de pression de la main droite avait diminué entre 1 et 6 kilos. Chez un seul, elle avait augmenté de + 12. La force à la main gauche avait diminué entre 1 kilog. et 12 kilos ; mais chez deux, elle avait augmenté de + 1 kilos et de + 2 kilos.

5° *La spirométrie* révèle des inspirations régulières variant par minutes, au repos, entre 19 et 26. Les inspirations n'ont pu être prises à l'arrivée; cependant le rythme respiratoire, quoique précipité, était régulier.

La diminution de la capacité respiratoire chez tous les coureurs est constante ; elle est très grande chez Palax, où elle atteint 1 litre 350, et chez Bordenave (Jean-Marie) où elle est de 0 litre 840. Cette diminution varie entre 0 litre 150 et 1 litre 350.

La même observation prise par le Dr Cros, de Perpignan, sur les coureurs du Championnat du Canigou, en 1905, donne des résultats semblables et constants. La diminution de la capacité respiratoire varie entre 0 litre 100 et 0 litre 650. L'âge des onze coureurs variait entre 23 et 40 ans ; la taille, entre 1m 60 et 1m 78 ; le poids, entre 52 kilog. 900 et 68 kilog. 500; le périmètre thoracique, entre 0m 86 et 0m 95 ; la valeur numérique entre 0 et 24.

Cette diminution de la capacité respiratoire a été observée sur les soldats du 18me après l'épreuve d'entraînement à la « Marche de l'Armée ». — Elle variait entre 0 litre 200 et 0 litre 700 ; elle est donc constante. Elle paraît être la règle dans tous les exercices sportifs de plein air provoquant une circulation pulmonaire plus large, plus rapide et plus intense avec un effort du cœur prolongé. D'où la cause de mort du caporal Baconnet dans le concours de la « Marche de l'Armée », à Paris.

Les poumons sont le siège d'une circulation plus grande en raison d'une circulation générale plus active. Si le cœur droit fonctionne normalement, la congestion passive est évitée ; mais elle peut survenir si le ventricule droit est fatigué, alors le rapport entre le jeu des deux vases communiquants constitués par le ventricule droit, avec le sang de retour, et par les poumons, avec leur surface d'épandage sanguin, est modifié.

La circulation pulmonaire étant atténuée les échanges gazeux sont enrayés et l'asphyxie peut se produire.

« On court avec ses poumons, on galope avec son cœur. » (Tissié).

Peut-être doit-on à cet état pulmonaire la cause du peu d'hématies dans le sang des capillaires digitaux où le sang a été pris pour l'analyse.

Les conséquences de la congestion pulmonaire par la fatigue du cœur dans une course prolongée peuvent être graves, et cela en raison même de l'élévation de la température interne et de la formation des toxines qui frappent le système nerveux. Ces faits servent à expliquer les graves accidents survenus pendant l'épreuve de la « Marche de l'Armée ». L'analyse du sang a établi la réaction puissante de l'économie contre la production des toxines par l'appel fait aux leucocytes.

6° *Thermométrie.* — La température d'un coureur a atteint 40°, elle a varié entre 38° 6 et 40°. Chez les soldats du 18ᵐᵉ « Marche de l'Armée », elle varia entre 38° et 39° 9. La machine humaine s'échauffe en raison du travail dynamique qu'elle fournit.

7° *Le pouls* a battu normalement pendant la course, ainsi que l'ont constaté MM. les Dʳˢ Fayon, Sous, Darracq et Sempé, placés aux divers contrôles de route avec la consigne d'arrêter tout coureur dont le cœur leur paraîtrait douteux. Aucun faux pas du cœur n'a été constaté pas plus en cours de route qu'à l'arrivée où les pulsations, régulières dans leur rythme, variaient entre 112 et 146 à la minute, ce qui est peu, après une course où la vitesse s'est maintenue à une moyenne de 8 kilom. 793 à l'heure (aller et retour). Cette vitesse a varié entre 10 kil. 068 et 5 kil. 903 à l'heure dans la montée de Cauterets à la Hourquette du col d'Ossoue, sur une ascension verticale de 1.813 mètres où les pulsations ont varié entre 128 et 156.

Le pouls n'a pu être pris au sommet ; l'état général des coureurs était excellent ainsi que l'établit M. le Dʳ Darracq placé à ce contrôle. La vitesse, dans cette escalade, a varié entre 4 kil. 087 et 3 kil. 076 à l'heure.

Du sommet de la Pique Longue au col de Labasse, avec ascension et descente de l'arête du Petit Vignemale jusqu'au col d'Ossoue et ascension au col de Labasse, les pulsations ont varié entre 128 et 104. La vitesse dans la descente et dans la montée a varié entre 7 kil. 700 (à l'heure) et 5 kil. 072. Enfin dans la descente du col de Labasse à Cauterets la vitesse a varié entre 15 kil. 972 et 7 kil. 535 à l'heure.

Un tel effort a été fourni par des cœurs et par des poumons spécialement entraînés et *adaptés* à la montagne, par des professionnels. Il constitue, croyons-nous, le maximum de ce que peut rendre la *machine humaine dans des conditions absolument exceptionnelles.* On ne saurait répéter de tels efforts sans danger. A plus forte raison on ne doit pas engager à les produire des sujets mal entraînés ou trop jeunes, ces sujets étant même adaptés à la montagne. Nous ne sommes pas partisans de telles épreuves. L'un de nous (Tissié) s'est élevé contre l'acrobatie de la gymnastique française aux agrès de suspension qu'il a appelée gymnastique de singe. A cette acrobatie on ne doit pas substituer l'acrobatie de la montagne et faire dégénérer l'alpinisme en « sport d'isard », parce que celui-ci frappe au cœur quand il ne tue pas par chute dans un précipice. Si nous nous en sommes servis au point de vue expérimental, nous le répudions au point de vue sportif et surtout éducatif.

8° *Le système nerveux* n'a pu être étudié que sur les réflexes rotuliens. Il n'a pas paru ébranlé. Sauf le spasme des vaso-moteurs et l'excitation passagère, très compréhensible, d'ailleurs vite passée, les coureurs n'ont offert rien de particulier. En ce qui concerne l'abolition du réflexe rotulien que l'un de nous avait déjà signalée (Tissié), nous dirons que sur 26 sujets observés, le réflexe était aboli 19 fois et conservé 5 fois ; *exagéré* 2 fois au *départ,* il était *normal à l'arrivée.* Il était aboli chez les *sept* soldats, après l'entraînement sur route, dans la plaine, pour la marche d'épreuve des 50 kilomètres en vue de la « Marche de l'Armée ». Il était aboli chez quatre guides observés dans la première course du Vignemale, en 1904.

soit une abolition dans la proportion de 3 à 1. Il était aboli en 1905, chez les guides ayant accompli la course du Canigou, dans la proportion de 5 sur 10 ; chez trois de ces coureurs il était conservé, tandis que chez deux autres il était *exagéré* au *départ* et *normal* à *l'arrivée*.

Dans la seconde course du Vignemale, en 1906, il est aboli chez quatre guides, chez un seul il est conservé. Ce phénomène s'explique par la fatigue du quadriceps fémoral qui ne réagit plus au choc tendineux. Quelques sujets avaient du tremblement fébrillaire des muscles.

9° *L'alimentation*. L'alimentation avant l'épreuve a été constituée par la nourriture ordinaire des guides : soupe, viande, légumes, pain et vin ; aucun coureur ne s'est soumis à un régime alimentaire spécial ; l'épreuve, ainsi que nous l'avons déjà dit, a été intercalée dans les marches professionnelles. La quantité de vin, pris au repos, varie entre deux et trois litres par jour, l'alcool est même pris par quelques guides ; cependant aucun n'en a bu pendant l'épreuve ; ils ont bu du thé chaud servi aux contrôles du col d'Ossoue et du col de Labasse. En cours de route, ils ont bu l'eau des sources. Le premier arrivé, Bordenave (Jean-Marie), a obtenu qu'on ajoutât la valeur d'un verre à liqueur de rhum dans le thé chaud qui lui a été servi. Son excitation, à *forme impulsive*, a été calmée aussitôt après la prise de l'alcool, dont cet homme fait un usage régulier.

L'analyse urologique n'a pu être menée à bien ; elle ne peut être tentée avec fruit qu'autant que le sujet se soumet à un régime régulier et semblable pendant quelques jours, avant la course, pendant la course elle-même, et quelques jours après la course. Un tel régime est impossible à instituer chez des guides qui ont besoin de gagner leur vie et qui se surmènent énormément pendant deux à trois mois.

Il eût été intéressant de comparer les résultats avec ceux que l'un de nous (TISSIÉ) a constatés sur un coureur vélocipédique pendant 24 heures sur piste, sur un trajet de 620 kilomètres[1].

Ce coureur perdit 6 kilogr. 350 du poids de son corps ; l'analyse des urines établit que les principes azotés et phosphorés furent éliminés, en proportion deux fois plus considérable, le lendemain que le jour de la course. Les chlorures furent éliminés à raison de 13,50 dans les 24 heures même de la course et tombèrent le lendemain à 3,12. Leur rapport le jour de la course pour $\dfrac{\text{urée}}{\text{Cl Na}}$ fut de 2,30 ; le lendemain il fut de 18.

10° *Toxicité des urines*. — La toxicité des urines n'a pu être établie. Dans l'observation du coureur vélocipédique, la toxicité acquit une virulence analogue à celles des fièvres graves infectieuses. 10cc des urines de ce vélocipédiste prises à la fin de la course tuèrent un kilogr. de lapin. Le lendemain, la toxicité avait diminué de la moitié, il fallut 22cc d'urine pour tuer un kilogr. de lapin. Le coefficient de la toxicité, le jour de la course, était de 2,35 et le lendemain de 0,893.

L'analyse hématologique de ce coureur ne fut pas faite, il eût été intéressant de suivre les réactions du sang sous l'influence des toxines qu'il chariait.

Pour ce qui est des coureurs observés par nous et de l'interprétation des résultats des analyses hématologiques faites avant l'épreuve, il ressort que nous avons eu affaire à des hommes vigoureux et normaux. Palax seul, qui toussait un peu, possède une formule leucocytaire avec mononucléose

---

1. — Dr Philippe TISSIÉ : « Observations physiologiques concernant un record vélocipédique ». — *Archives de physiologie normale et de pathologie*, octobre 1904, n° 4, et « la Bicyclette, ses effets psycho-physiologiques ». *Thèse* du Dr Guillemet. Paris, J.-B. Baillière, 1897.

due probablement à une infection grippale ancienne. Ce guide a pourtant parfaitement supporté les fatigues de la course.

11° *Hématologie*. — Examinons maintenant ces hommes au moment de leur arrivée. La tension sanguine est fortement diminuée. En effet, le pouls est rapide mais régulier, faible ; le cœur est quelque peu fatigué ; ses contractions sont moins fortes. D'autres facteurs interviennent encore sur lesquels nous nous étendrons plus loin.

A la piqûre, le sang a peine à sourdre. La pulpe des doigts est pâle. Il faut presser à diverses reprises pour obtenir une gouttelette de sang noirâtre et visqueux. Il existe une vacuité des capillaires.

La coagulabilité de ce sang est accrue ; il faut se hâter de l'expulser du tube hématimétrique.

Nous constatons en premier lieu que le chiffre de l'hémoglobine tombe de 16 °/₀ en moyenne. A quoi ce phénomène est-il dû ? Le nombre des globules rouges est réduit parfois de plus d'un million par millimètre cube. Il en résulte, en admettant que ces hématies se dissolvent dans le plasma (voyez plus loin) dont la quantité est diminuée par la transpiration, que la matière colorante devrait être considérablement augmentée.

Il n'y a donc qu'une seule explication plausible, c'est que l'hémoglobine a été brûlée et que ces hommes ont fait de l'autophagie.

La température rectale a varié entre 38°6 et 40°. Dans quelles limites pouvons-nous admettre cette interprétation ?

Tout d'abord nous devons tenir compte de trois facteurs :

1° De la destruction globulaire ;

2° Du spasme des vaso-moteurs ;

3° De la circulation pulmonaire exagérée allant jusqu'à la congestion passive par fatigue du cœur droit.

Il y a eu destruction globulaire. En effet, les préparations du sang frais recueillies immédiatement, à l'arrivée des coureurs, montrent des altérations profondes des hématies. Celles-ci sont déformées en pommes épineuses, en bâtonnets; on les trouve rapetissées, ratatinées. Deux jours après l'épreuve, alors que tout spasme vaso-moteur a cessé, on trouve le nombre des globules rouges réduit encore d'un demi-million par centimètre cube. De plus, la présence dans le sang des monoblastes montre clairement qu'il y a eu néoformation d'hématies. Le spasme des vaso-moteurs, vu l'impulsion moindre du muscle cardiaque a évidemment augmenté la gaîne d'hématies accolées normalement aux parois vasculaires, mais le chiffre encore réduit des globules rouges deux jours après l'épreuve indique que ce facteur doit être peu important.

Pourquoi y a-t-il spasme des vaso-moteurs ? La pâleur des téguments l'indique tout d'abord ; cette pâleur a disparu environ une heure après la course. Il existe du tremblement fébrillaire des muscles : l'excitation nerveuse est grande. On pourrait se demander, étant donné ce rétrécissement du calibre des vaisseaux et la réduction de la masse liquide, pourquoi la pression s'abaisse. C'est que la vaso-constriction réflexe ne fait pas toujours augmenter la tension sanguine.

Dans nos cas, il se produit une congestion des viscères et la masse du sang étant réduite par suite de l'énorme perte en eau, il s'ensuit que la tension périphérique doit nécessairement diminuer. La congestion pulmonaire passive se traduit après la course par la moindre capacité respiratoire.

Nous avons affaire à une congestion passive des viscères due à la fatigue du moteur de la petite circulation, c'est-à-dire du cœur droit.

Il est donc naturel que les vaisseaux périphériques soient à l'état de vacuité, la masse totale du sang étant réduite par suite de l'énorme perte en eau. De ce fait, comme de l'impulsion moins énergique du cœur, résulte aussi l'abaissement de la tension sanguine. Nous ne pensons pas que le spasme des vaso-moteurs des vaisseaux périphériques soit un réflexe de défense contre le refroidissement du corps, puisque la température s'élève ; il s'agit, très probablement, d'une hyperexcitation du système nerveux. En effet, la couleur noirâtre du sang indique sa surcharge en acide carbonique. Si l'effort fourni par nos guides avait été poussé à l'extrême, il aurait infailliblement abouti non seulement à l'affaiblissement du cœur mais encore à de véritables phénomènes asphyxiques, la capacité respiratoire devenant de plus en plus restreinte, ainsi que cela s'est passé pour le jeune coureur cité plus haut. Il est certain que cette surcharge du sang en acide carbonique, due à des désintégrations exagérées, et la diminution de la quantité d'hémoglobine, empêchent la fixation de l'oxygène sur les hématies, et en même temps constituent un excitant puissant du système nerveux. Le spasme des vaso-moteurs répond à cette excitation.

La diminution en globules rouges est maxima dans les cas où la capacité respiratoire s'abaisse le plus (Palax) et, réciproquement, elle est la moins forte lorsque la capacité respiratoire décroît le moins (Bordenave, Louis). Le nombre total des leucocytes est généralement doublé après la course. L'intensité de la leucocytose est en raison directe de l'augmentation des polynucléaires (Palax), ce qui démontre que ceux-ci en font les frais.

En examinant une demi-heure après le prélèvement des préparations du sang frais, on constate que les hématies ont laissé diffuser rapidement leur matière colorante.

Cette matière colorante est donc déversée dans le plasma et y est détruite.

Pourquoi cette cytolyse des globules rouges ? Comme nous le constatons par les données physiologiques, il y a eu échauffement du corps, perte de poids, activité extraordinaire des glandes sudoripares, anurie.

Il en résulte que le fonctionnement de la machine humaine a été exagéré, que celle-ci a brûlé de sa propre substance et, vu les conditions anormales dans lesquelles elle fonctionnait, les a mal brûlées. En effet, la capacité respiratoire étant réduite soit par suite de la fatigue des muscles du thorax, soit surtout par fatigue des muscles du ventricule droit, ayant provoqué de la congestion pulmonaire passive, il s'ensuit que les oxydations ont dû être imparfaites par une modification des échanges gazeux, et que cette combustion défectueuse a donné naissance à des produits toxiques déversés dans le sang et dans le milieu interne. L'observation du coureur vélocipédique, citée plus haut, établit le fait par la toxicité des urines.

Nous n'en voulons pour preuve que l'afflux considérable des leucocytes, allant jusqu'à 19.000 par millimètre cube, dont plus de 90 % sont des polynucléaires accourus pour la défense de l'organisme contre les toxines envahissantes.

Nous avons donc affaire, non pas à une leucocytose *passive*, à de la lymphe, car alors les leucocytes auraient été prépondérants, mais à une leucocytose *active*, à des éléments attirés par chimiotaxisme positif et mobilisés de leurs réserves de la moelle osseuse en cas d'intoxication.

Les éosinophiles ont disparu ; comme l'un de nous l'a démontré dans un travail antérieur (BLUMENTHAL [1]) ces cellules sont fragiles et ont probablement été détruites.

---

1. — A. BLUMENTHAL : *Contribution à l'étude des modifications morphologiques et fonctionnelles des globules blancs.* Mémoire couronné par l'Académie de médecine de Belgique, 1904.

Deux jours après, nous constatons que le chiffre des leucocytes reste élevé, ce qui montre que l'organisme ne s'est pas encore entièrement débarrassé de ses déchets, mais ici les lymphocytes affluent comme dans beaucoup d'intoxications qui se prolongent, tels les résultats obtenus dans la leucocytose péritonéale [1]. En résumé, les phénomènes que nous constatons sont dus, en dernière analyse, à la fatigue. Celle-ci provoque un fonctionnement vicié de tous les organes. Les oxydations sont réduites, incomplètes, et donnent lieu à des produits de désintégration anormaux. Les toxines détruisent de nombreuses hématies ainsi que les leucocytes éosinophiles, et provoquent, par chimiotaxisme *positif*, l'afflux des leucocytes polynucléaires.

A) — Conclusions générales.

1º Tout sujet qui se livre à un acte musculaire généralisé, prolongé et violent, se met *ipso facto* en état d'auto-intoxication. Cette auto-intoxication peut atteindre le coefficient des maladies graves, d'où nécessité, dans tout exercice physique violent, prolongé et généralisé, de s'assurer, par avance, de l'intégrité fonctionnelle des principaux organes de l'économie : cœur, poumons, système nerveux, foie, reins, estomac, intestins, peau, etc.

2º La capacité respiratoire étant diminuée après tout exercice de marche et de course violent, prolongé et généralisé, il y a nécessité à éduquer les muscles inspirateurs, surtout le diaphragme, afin d'en assurer le jeu régulier *et d'éduquer, de même, méthodiquement le muscle cardiaque.*

3º Tout sujet dont l'alimentation est insuffisante ou défectueuse en cours d'épreuve sportive intense, se place, par ce fait, en état d'autophagie aiguë [2].

B) Conclusions particulières a la Course

1º Les pertes sont en raison inverse de la valeur numérique des sujets ;
2º La perte en poids est grande ;
3º La température s'élève de 1 à 3 degrés ;
4º La diminution de la capacité respiratoire est constante et notable ;
5º La diminution de la tension sanguine est constante ;
6º L'hypertension nerveuse se révèle par :

a) La dynamométrie. Les chiffres fournis après l'épreuve se sont élevés dans la proportion de sept sur quatre (7/4) ;
b) L'abolition presque constante des réflexes rotuliens ;
c) Le spasme des réflexes vaso-moteurs ;
d) Le tremblement fibrillaire des muscles ;

7º L'autophagie se révèle par :

a) La destruction d'un grand nombre d'hématies ;
b) La diminution du taux de l'hémoglobine détruite dans le plasma ;

8º L'intoxication due aux produits de déchets se révèle par :

a) L'afflux d'un nombre considérable de leucocytes polynucléaires ;
b) L'intensité de la polynucléose qui est en raison directe de l'augmentation du nombre des leucocytes.

---

1. — A. Blumenthal : « Des exsudats et des propriétés de leurs cellules. » *Journal médical de Bruxelles.* 1904.

2. — Tissié : *Observations physiologiques concernant un record vélocipédique. Ibid.*

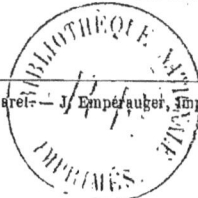

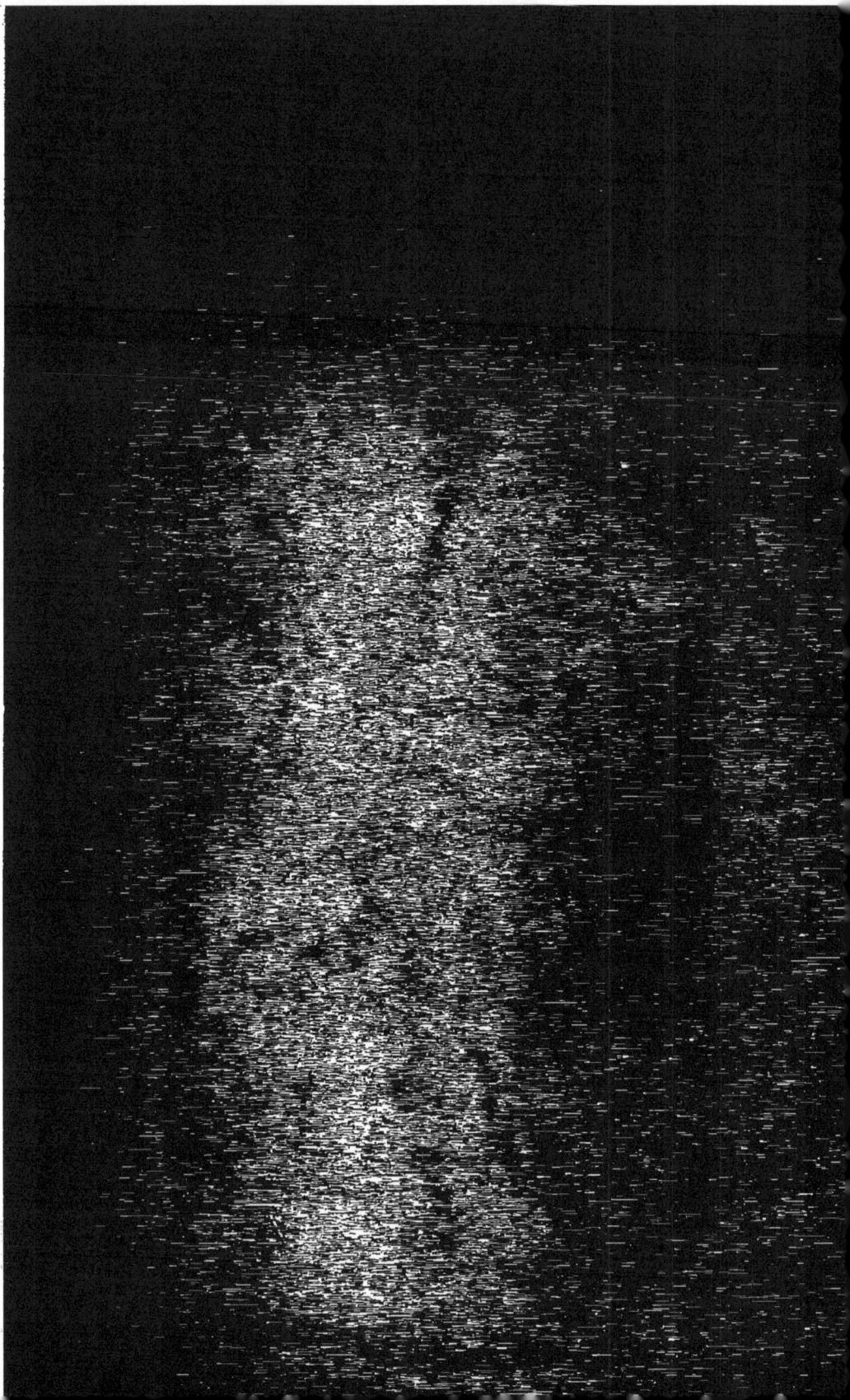